La guía completa del ayuno intermitente en Español/ The Complete Guide To Intermittent Fasting In Spanish

Aprenda todo lo que necesita saber sobre El ayuno intermitente y todos los beneficios asociados con él

El siguiente Book se presenta con la finalidad de proporcionar información lo más precisa y fiable posible. A pesar de esto, la compra de este Book puede considerarse como un consentimiento de que, tanto el editor como el autor de este libro, no son de ninguna manera expertos en los temas tratados en él y que cualquier recomendación o sugerencia que se haga en el presente documento, es sólo para fines de entretenimiento. Se deben consultar a los profesionales cuando sea necesario antes de emprender cualquiera de las acciones aquí aprobadas.

Esta declaración es considerada justa y válida tanto por la Asociación Americana de Abogados como por el Comité de la Asociación de Editores y es legalmente vinculante en todos los Estados Unidos.

Además, la transmisión, duplicación o reproducción de cualquiera de los siguientes trabajos, incluyendo información específica, se considerará un acto ilegal, independientemente de si se realiza por vía electrónica o impresa. Esto se extiende a la creación de una copia secundaria o terciaria de la obra o de una copia grabada y sólo se permite con el consentimiento expreso por escrito de la Editorial. Todos los derechos adicionales están reservados.

La información de las páginas siguientes se considera, en general, como un relato veraz y preciso de los hechos y, como tal, cualquier falta de atención, uso o mal uso de la información en cuestión por parte del lector, hará que las acciones resultantes queden exclusivamente bajo su responsabilidad. No hay escenarios en los que el editor o el autor original de este trabajo puedan ser considerados, de alguna manera, responsables por cualquier dificultad o daño que les pueda ocurrir después de haber realizado la información aquí descrita.

Además, la información de las páginas siguientes está destinada únicamente a fines informativos y, por lo tanto, debe considerarse como universal. Como corresponde a su naturaleza, se presenta sin garantía de su validez prolongada o de su calidad provisional. Las marcas registradas que se mencionan se hacen sin consentimiento por escrito y de ninguna manera pueden ser consideradas como un endoso del titular de la marca registrada.

Table of Contents

Introducción

Felicidades por descargar este libro y gracias por hacerlo.

En los siguientes capítulos se discutirá todo lo que necesita saber sobre el ayuno intermitente, qué es y cuáles son los diferentes tipos. También aprenderá sobre la historia del ayuno, cómo se siente realmente cuando ayuna, y cuáles son los beneficios y desventajas. El hombre ha estado ayunando desde tiempos inmemoriales. Desde los días del antiguo Egipto hasta Palestina y las comunidades de todo el mundo, el ayuno ha existido durante siglos. La gente ayuna por diferentes razones. La mayoría de ellos desean perder peso. Otros lo hacen por razones religiosas, mientras que muchos otros lo hacen por razones de salud.

Cualquiera que sean sus razones para ayunar, este libro le enseñará cómo hacerlo de la manera correcta, qué métodos funcionan y cómo mantener el rumbo y aguantar los desafíos que puedan surgir en su camino. Si usted es capaz de concentrarse en los beneficios del ayuno y tomar las cosas paso a paso, entonces saldrá victorioso y disfrutará de los beneficios del ayuno mientras evita los inconvenientes. El ayuno es un aspecto importante de la vida, que millones de personas emprenden cada día. Usted también puede beneficiarse de los efectos positivos del ayuno. Al leer este libro, usted obtendrá la información que necesita para ayunar eficazmente y continuar ayunando todo el tiempo que desee.

Hay muchos libros sobre este tema en el mercado, ¡gracias de nuevo por elegir éste! Se ha hecho todo lo posible para que esté lleno de información útil, ¡por favor, disfrútenlo!

Capítulo 1: ¿Por qué el ayuno es realmente bueno para la salud?

¿Qué es el ayuno?

Ayunar es simplemente prescindir de la bebida o la comida durante un período de tiempo. La gente ayuna por una variedad de razones. Algunos ayunan para observar las obligaciones religiosas mientras que otros lo hacen para limpiar sus cuerpos. Las personas también ayunan para perder peso o por otras razones.

Existen diferentes tipos de ayuno. Por ejemplo, el ayuno normal es la abstinencia de comida y bebida, excepto el agua. El ayuno seco es cuando usted se abstiene de toda la comida y bebida, incluyendo el agua, por un período de tiempo determinado.

Ayuno intermitente

El término ayuno intermitente es un tipo de ayuno con períodos en los que se come y se bebe y otros períodos en los que se ayuna. También puede describirse como un ciclo entre períodos de ayuno y períodos de ingesta regular de alimentos.

El ayuno intermitente se centra más en cuándo debe comer, pero no necesariamente en qué alimentos debe comer. Esta es la razón por la que existen diferentes tipos de métodos de ayuno intermitente. Cada método divide un solo día o una semana entera en períodos de ayuno y períodos en los que se le permite comer.

El ayuno intermitente puede ser tan simple como saltarse el desayuno. Suponga que se acuesta a las 9:00 de la noche y duerme. Luego se despierta a las 7:00 de la mañana y tiene su primera comida a las 12:00 del mediodía, saltándose el desayuno por completo. Esto puede considerarse un tipo de ayuno intermitente. Tiene muchos beneficios para el cuerpo, la mente y la salud y el bienestar general. Se divide en tres grandes categorías.

ADF - Ayuno en días alternos: Este es un tipo de ayuno intermitente que comienza con un ayuno de 24 horas, seguido de un período de no ayuno de 24 horas. En este tipo de ayuno, usted puede elegir ayunar durante 23 horas y luego tener una sola comida antes de que termine el día.

TRF - Ayuno restringido en el tiempo: En este tipo de ayuno, usted ayunará por un par de horas cada día y luego apartará unas horas para poder comer. Por ejemplo, puede ayunar durante 16 horas cada día y luego comer las calorías que necesita diariamente dentro de las 8 horas restantes.

Ayuno de todo el día: Este tipo de ayuno incluye algunos días de ayuno y otros de no ayuno. Puede expresarse como una relación de 5:2. Durante los días de ayuno, usted puede comer sólo 400-500 calorías si es mujer y 500-600 si es hombre. En los días que no ayuna, puede comer normalmente.

Razones por las que el ayuno es realmente bueno para la salud

1. El ayuno puede ayudarle a perder peso, incluyendo la grasa del vientre.

Una de las mejores maneras de perder peso y mantenerlo es a través del ayuno. El ayuno intermitente hará que coma menos comidas cada día. Esto significa que su consumo de calorías se reducirá. Si hace esto regularmente, entonces definitivamente perderá peso.

Las funciones hormonales se mejoran cuando ayunas, lo que también facilita la pérdida de peso. Algunos de estos incluyen el aumento de los niveles de la hormona de crecimiento, menores cantidades de insulina, así como un aumento en los niveles de noradrenalina. Todo esto resultará en una descomposición más rápida de la grasa corporal y esta grasa se descompone y se gasta como energía.

2. El ayuno intermitente puede ayudar a reducir la resistencia a la insulina

La diabetes tipo 2 se ha vuelto endémica en todo el mundo. Afecta a millones de personas de todos los grupos demográficos. La característica principal de la diabetes tipo II son los altos niveles de azúcar en la sangre debido a la resistencia a la insulina del cuerpo. Se ha demostrado que el ayuno intermitente reduce la resistencia a la insulina, lo que ayuda a controlar la diabetes tipo II.

3. El ayuno intermitente es beneficioso para la salud del corazón

¿Sabía que la enfermedad cardíaca es actualmente el mayor asesino? Y hay ciertos factores de riesgo, también conocidos como marcadores de salud, que se asocian con un mayor o menor riesgo de salud cardíaca. El ayuno ayuda a mejorar estos marcadores. Por ejemplo, ayuda a reducir la presión arterial, baja el azúcar en la sangre, el colesterol malo e incluso los marcadores inflamatorios.

4. Puede ayudar a prevenir el cáncer

El cáncer es una enfermedad terrible y ahora afecta a más personas que nunca. Se manifiesta por el crecimiento anormal de las células. Los efectos positivos del ayuno intermitente sobre el cáncer pueden ayudar a reducir el riesgo de esta enfermedad.
Hay muchos otros beneficios del ayuno. Por ejemplo, el ayuno es bueno para el cerebro. Ayuda a construir músculos fuertes y delgados, previene enfermedades debilitantes como la enfermedad de Alzheimer y prolonga la vida útil, ayudando a las personas a vivir más tiempo.

Capítulo 2: ¿Quién puede beneficiarse del ayuno?

El ayuno ha sido determinado para proporcionar muchos beneficios para la salud. Estos beneficios se remontan a los días de Hipócrates. Se extienden a casi todas las esferas de nuestras vidas. Estos incluyen control de peso, desarrollo de músculos magros, buena salud cardiovascular y muchos otros.

Diferentes tipos de personas se benefician del ayuno. Por ejemplo, el ayuno intermitente puede ayudar a alguien con problemas de salud. Los estudios realizados en animales son muy prometedores para la salud y para otros numerosos beneficios. También hay evidencia irrefutable que indica que los períodos de ayuno son excelentes para nuestra salud y bienestar general.

Entonces, ¿quién puede beneficiarse del ayuno?

1. **Cualquier persona con sobrepeso u obesa**

Llevar el exceso de peso es peligroso para su salud y el bienestar. Puede ser la causa de enfermedades cardiovasculares y afecciones como la hipertensión arterial y la diabetes. El peso corporal excesivo también afecta la movilidad, la autoestima, la apariencia y otros aspectos de nuestras vidas.

El ayuno es una forma estupenda y segura de perder peso. Permite que el cuerpo utilice sus propias reservas de grasa como fuente de energía. Esto afloja y quema la grasa que se almacena en el cuerpo. Al perder peso, usted disminuirá su riesgo de enfermedades cardiovasculares y algunas condiciones crónicas, se verá y se sentirá mejor y en general estará más saludable.

2. Personas en riesgo o que sufren de diabetes tipo II

La diabetes es una enfermedad crónica grave que afecta a millones de personas en todo el mundo. El ayuno mejora la sensibilidad del cuerpo a la insulina para que pueda manejar mejor el azúcar en la sangre. Después de un período de ayuno, los estudios indican que la efectividad de la insulina en el cuerpo se vuelve más efectiva.

3. Entusiastas de la salud y el buen estado físico

Si te gusta mantenerte en forma, hacer ejercicio y cuidar tu peso, entonces ayunar es una de las maneras que te puede ayudar a lograrlo. Al hacerlo, usted pierde peso y con una masa corporal reducida, desarrollará músculos fuertes y delgados y le permitirá trabajar con más intensidad. El ayuno es ideal para atletas, entusiastas del acondicionamiento físico y cualquier persona que se precie de ser deportista.

4. Las personas que sufren de presión arterial alta

El ayuno puede reducir significativamente la presión arterial. Muchas personas que ayunan registran una presión arterial baja. Esto no es necesariamente causado directamente por el ayuno, sino por la reducción de la ingesta de sal, así como por la pérdida de sal en la sangre a través de la orina y la sudoración.

5. Cualquier persona en riesgo de enfermedad cardiovascular

Las enfermedades cardíacas y cardiovasculares se han vuelto muy comunes y son la causa número uno de muerte. Cualquier persona en riesgo de enfermedades cardiovasculares debe considerar el ayuno para mejorar su salud. Al ayunar, el sistema cardiovascular pierde grasa y las arterias se desatascan. El corazón comienza a latir normalmente de nuevo, lo que conduce a un mejor sistema cardiovascular en general. Hay informes creíbles de pacientes con afecciones cardíacas que han visto una tremenda mejoría en su salud después de haber comenzado a ayunar.

6. Personas estresadas, ansiosas y deprimidas

Otro grupo de personas que definitivamente se beneficiarían del ayuno son aquellos con problemas de salud mental como la ansiedad o el estrés. Estas condiciones son mucho más comunes de lo que la gente piensa. El ayuno hace que la sangre fluya mejor con una mejor composición de la sangre, una señalización genética más saludable y una señalización hormonal mejorada. Todo esto le ayudará a mejorar su estado de salud mental.

Muchas otras personas pueden beneficiarse del ayuno. Incluyen a aquellos que quieren mantener su aspecto juvenil y vivir una vida sin estrés, a los que quieren mantener un cerebro sano, a los que desean tener una piel sana y a tantos otros.

Cualquier persona que se enfrente a problemas de movilidad debido al peso, también debe considerar el ayuno. Sin embargo, las personas con cualquier condición médica grave deben consultar a un médico antes de comenzar a ayunar.

Resumen del ayuno intermitente

No hay ingesta de calorías durante el ayuno. Toda la comida debe ser tomada una vez que el ayuno haya terminado. Sin embargo, se permiten las bebidas sin calorías como el agua, el café y el té. La elección de los alimentos sigue siendo importante, pero la frecuencia de las comidas no lo es.

Una gran parte de su ayuno se pasa durante el sueño. Sus comidas variarán los días en que tenga que hacer ejercicio. La mejor manera de ayunar es encontrar un método que se adapte a su estilo de vida y con el que se sienta cómodo.

Capítulo 3: La historia del ayuno

El ayuno se describe como la abstinencia voluntaria de algunos o todos los alimentos y bebidas durante un período de tiempo. La idea del ayuno existe desde hace siglos y es tan antigua como la humanidad. No hay un período en la historia en el que el hombre no ayunara.

Todos los registros escritos y todas las demás fuentes de información, independientemente de su origen, territorio, religión o raza, mencionan el ayuno como parte integral de la humanidad. Esto demuestra que el ayuno ha sido parte de la humanidad y ha sido reconocido por sus beneficios y eficacia.

Los filósofos y pensadores antiguos reconocieron el ayuno

Según el historiador griego Heródoto, que vivió entre los años 484 y 425 a.C., los egipcios eran las personas más sanas de la tierra. Observó que durante tres días al mes, purificaban sus cuerpos mediante la aplicación de enemas y vómitos. Los egipcios aparentemente creían que todas las enfermedades emanaban de la comida que comemos.

Incluso Hipócrates, un gran médico y padre de la medicina moderna, era un gran creyente en la moderación y ardiente partidario del tratamiento a través del ayuno. Él creía que cuando un hombre es alimentado, la enfermedad también lo es. Muchos otros filósofos, sanadores y pensadores creían en el ayuno. Lo utilizaron como terapia de curación y como medio para lograr una buena salud. Ellos incluyen a Platón, Sócrates, Galeno, y Aristóteles.

Razones religiosas y culturales

El ayuno fue reconocido por las religiones. En la Santa Biblia, por ejemplo, hay más de 30 referencias al ayuno. También hay numerosos casos en los que se hace referencia al ayuno entre otros grupos religiosos. El ayuno, como observancia religiosa, se ha practicado durante muchos siglos. Se cree que su práctica supera incluso cualquier registro de la historia.

En muchas culturas primitivas, el ayuno era necesario antes de eventos importantes como la guerra o los rituales de madurez. El propósito en ese entonces era pacificar a una deidad enojada y también como un rito para prevenir o evitar calamidades tales como hambrunas, enfermedades, etc.

Otras religiones, aparte del cristianismo, también adoptaron el ayuno. Por ejemplo, el judaísmo y el islamismo siguen practicando el ayuno hasta el día de hoy, algo que han estado practicando durante siglos. El judaísmo observa algunos días de ayuno anuales como el Día de la Expiación o Yom Kippur. Los musulmanes, por otra parte, observan el ayuno durante el mes sagrado del Ramadán. Los ortodoxos orientales y los católicos romanos ayunan para observar ocasiones especiales como la Cuaresma, el período de 40 días en que Jesús ayunó. En otras religiones, el ayuno era y sigue siendo utilizado como medio de comunicación con una deidad. Por ejemplo, se pensaba que los dioses revelaban enseñanzas importantes en visiones y sueños sólo después de que los sacerdotes participaban en un ayuno significativo.

Protestas políticas

El ayuno ha sido utilizado durante mucho tiempo como herramienta política, especialmente por los presos políticos.

Personajes famosos como Mahatma Gandhi y las sufragistas utilizaron el ayuno como herramienta para expresar sus opiniones. Mahatma Gandhi es considerado el padre de la India moderna.

En sus campañas no violentas, usó el ayuno de manera efectiva para expresar sus puntos de vista. Durante la lucha por la independencia de la India, utilizó las huelgas de hambre como medio de resistencia no violenta. Ayunó al menos 17 veces, el más largo período fue de 21 días. Sin embargo, en la India, Jatin Das, quien estaba motivando por la independencia del país, ayunó hasta morir. Había ayunado continuamente durante 116 días. Sus homólogos en el ayuno, Bhagat Singh y Dutt, se dieron por vencidos tras superar el actual récord mundial de 97 días establecido por un irlandés.

Ayuno terapéutico

La gente ha estado ayunando durante muchos siglos para muchos otros propósitos. El ayuno terapéutico es una de las razones. La gente de entonces usaba el ayuno para tratar o prevenir enfermedades. El ayuno terapéutico se popularizó en el siglo XIX y formó parte del Movimiento de Higiene Natural en los Estados Unidos. Este movimiento se centró en la prevención de la mala salud a través del ayuno pero bajo supervisión médica.

El pionero del ayuno terapéutico en Estados Unidos es el Dr. Herbert Shelton. Según él, ayudó a más de 40.000 pacientes a recuperarse mediante el ayuno después de sufrir graves problemas médicos. Incluso en el Reino Unido, el ayuno se ha utilizado durante muchos años con fines de salud, bienestar y tratamiento de enfermedades. El ayuno era muy popular en la década de 1920 cuando el énfasis estaba en la dieta, el ejercicio, el aire fresco, el pensamiento positivo, la luz del sol y el ayuno.

Como parte del tratamiento, el ayuno fue comúnmente adoptado para tratar la presión arterial alta, problemas digestivos, enfermedades cardíacas, obesidad, dolores de cabeza, alergias y muchas otras condiciones. Los ayunos terapéuticos no son estándar, sino que se adaptan a las necesidades individuales, dependiendo de lo que se esté tratando y de otros factores.

Hoy en día, el ayuno sigue siendo relevante en nuestras vidas. Se aplica en muchas situaciones diferentes, para propósitos diferentes y por diferentes personas. Hay suficientes pruebas de que el ayuno es definitivamente bueno para nosotros y tiene numerosos beneficios cuando se ejercita adecuadamente.

Capítulo 4: Diferentes formas de ayuno

Existen numerosas formas conocidas de ayunar y todas ofrecen los mismos beneficios. Estos incluyen curación, pérdida de peso, limpieza y desintoxicación entre otros. Las diferentes maneras de ayunar están determinadas por las preferencias personales, las razones del ayuno, los problemas subyacentes, etc. He aquí una mirada a las diferentes maneras de ayunar.

- **Ayuno intermitente**

El término ayuno intermitente se refiere a un patrón donde hay un período de comer y un período de ayuno. Es un proceso cíclico en el que los períodos de ayuno son más largos que los períodos de comida.

Es muy popular en el mundo de hoy debido a los beneficios por los que es conocido. No sólo ayuda a mejorar su estilo de vida, sino también su salud, bienestar y pérdida de peso. También tiene efectos poderosos en el cerebro y el cuerpo y puede permitirle vivir más tiempo.

3 métodos comunes de ayuno intermitente

Método de comer-parar-comer: Este método de ayuno lo hará por un período de 24 horas una o dos veces a la semana. Usted puede elegir no comer nada una vez que termine de cenar un día hasta la hora de la cena del día siguiente.

El método 16/8: Con este método intermitente, usted descansa durante 16 horas y restringe su tiempo de alimentación a 8 horas. Por ejemplo, puede saltarse el desayuno, almorzar a las 12.00 horas y luego cenar antes de las 20.00 horas.

El método 5/2: Esta es otra forma de intermitencia. Bajo este método, usted elige dos días de la semana cuando come sólo 500-600 calorías y luego come normalmente en otros días. Estos 2 días no deben ser consecutivos.

- **Día alterno de ayuno**

Otro método de ayuno bien conocido es el día alternativo de ayuno o AFD (por sus siglas en inglés). Es una forma de ayuno intermitente en el que come todo lo que desee cuando no está ayunando, pero luego ayuna al otro día.

Existen diferentes formas de ayuno con el ADF. Estas se conocen como formas modificadas de ayuno en días alternos. En uno de estos días, usted también puede elegir comer sólo 500 calorías en sus días de ayuno, lo que equivale aproximadamente al 25% de sus necesidades energéticas.

El ayuno con el ADF es una forma muy efectiva de perder peso. Los adultos que usan esta forma de ayuno a menudo registran una pérdida de peso del 3 al 8% en un período de 2 a 8 semanas. Es interesante notar que el ayuno de día alternativo parece ser más efectivo entre las personas de mediana edad en comparación con otros grupos.

- **Ayuno prolongado**

Estos tipos de ayuno también se conocen como ayunos a largo plazo. El propósito principal de los ayunos prolongados es la pérdida de peso. Básicamente, cuando usted no está comiendo en absoluto, tiende a perder peso bastante rápido. Estos, en promedio, duran alrededor de 4 días.

Algunas personas consideran peligrosos los ayunos prolongados. Otros los aman por su eficacia. Las personas que intentan perder peso a menudo esperan que la cetosis haga efecto. Es entonces cuando el cuerpo comienza a quemar la grasa almacenada para producir la energía que necesita. Esta es una gran manera de perder peso.

Otro beneficio del ayuno a largo plazo es la limpieza. El ayuno prolongado ayuda a las células a limpiarse de toxinas y otros desechos no deseados. Esto se debe a que las células han pasado a consumir grasas almacenadas y, por lo tanto, es probable que se deshagan de toda la basura que encuentren.

Las personas que ayunan continuamente durante un período de 10 días más o menos tienen probabilidad de ver beneficios si tienen hipertensión. Muchos pierden peso a pesar de que no se habían propuesto perder peso en primer lugar. La pérdida de peso definitivamente beneficia a cualquier persona con hipertensión o presión arterial alta.

Sin embargo, el ayuno prolongado a largo plazo puede ser peligroso para su salud. Puede conducir a la inanición y a la muerte. Es aconsejable tener en cuenta un par de cosas, incluyendo el contacto con un médico antes de embarcarse en un ayuno largo o prolongado.

Capítulo 5: Qué esperar cuando empiece a ayunar

El ayuno ha existido y no es nada nuevo. Sin embargo, la gente está haciendo ayuno últimamente debido a los numerosos beneficios que pueden obtener. Es importante prepararse mental y psicológicamente antes de embarcarse en un ayuno.

Hay diferentes etapas de ayuno y usted debe esperar diferentes experiencias en cada etapa. Si sabes qué esperar, entonces puede prepararse mentalmente y la experiencia definitivamente le ayudará en el camino.

Hambre

En los primeros días de ayuno, puede esperar sentir hambre. Su cuerpo está acostumbrado a recibir alimento de forma regular y cuando esto no sucede como se esperaba, entonces se producen los retortijones de hambre. Si usted está mentalmente y psicológicamente fuerte y preparado, entonces debe ser capaz de superar o resistir estos sentimientos.

Reducción de energía

También es probable que se sienta débil, sufriendo de una reducción de energía. Aunque normalmente eres fuerte y tienes el control, una vez que empieces a ayunar, es muy probable que te sientas bastante débil. Afortunadamente, esto sólo sucede al principio, pero después de un tiempo, su cuerpo se acostumbrará a ello.

Cambio de humor e irritabilidad

También es probable que se vuelva muy temperamental e irritable. Prepárese mentalmente para esta fase porque su paciencia probablemente se agotará muy rápido. En las etapas iniciales del ayuno, su cuerpo entrará en el modo de ahorro de batería. Su presión arterial bajará y también lo hará el ritmo cardíaco. Su tasa metabólica base también se ajustará, volviéndose eficiente y consumiendo menos energía.

Los primeros días son, por lo tanto, algunos de los más difíciles y usted tendrá ganas de darse por vencido. Sin embargo, si aguanta un poco más, es muy probable que vea una reducción en la gravedad de estos síntomas. Usted también se beneficiará de los desafíos mentales y físicos que soporta.

Limpieza y desintoxicación

A pesar de que usted continúa sintiendo los retortijones de hambre, hay grandes cosas que le están sucediendo a su cuerpo. El simple hecho de saber esto puede proporcionarle el impulso psicológico que necesita para resistir los desafíos que trae consigo el ayuno.

A medida que su cuerpo comienza a reaccionar a la falta de alimento, comienza un proceso interno que eliminará la mayoría de las toxinas. También se eliminan las células muertas, los radicales libres y toda la materia no deseada. También es probable que las células se regeneren, creando nuevas células que son saludables, más efectivas e incluso más eficientes.

Más energía, menos hambre

Después de un día o dos, usted comenzará a sentirse más enérgico. En esta etapa, algo llamado cetosis hará efecto. Esto es cuando el cuerpo comienza a quemar la grasa almacenada en el cuerpo con el fin de proporcionar energía. Esto le ayudará a dejar de sentirse cansado o hambriento.

Es importante tener en cuenta que la cetosis no tiene que ocurrir sólo durante un ayuno. Usted puede comenzar la cetosis en su cuerpo simplemente comiendo la dieta correcta que consiste en todos los tipos de alimentos correctos. Es posible que desee obtener más información acerca de lo que es una dieta para la cetosis.

Una cabeza despejada

Posteriormente, si continúas con tu ayuno, tendrás la cabeza despejada. Y no sólo eso, también su estado de ánimo y temperamento mejorarán drásticamente. En esta etapa, su cuerpo está comenzando el proceso de curación. Este proceso comienza con el sistema digestivo. Usted tendrá muy pocos radicales libres en su cuerpo que luego es bendecido con células renovadas.

Sus niveles de azúcar en la sangre disminuirán y entonces su páncreas secretará hormonas que comenzarán el proceso de convertir la grasa de su cuerpo en glucosa. Esto puede suceder tanto con la grasa como con las proteínas dentro de su cuerpo y marcará el comienzo de su proceso de pérdida de peso.

Finalmente romperá el ayuno y volverá a comer con regularidad. En este punto, usted debe celebrar su logro, ya sea que haya ayunado medio día, un día entero o incluso un mes entero. Los beneficios del ayuno se harán evidentes en un par de días y durarán mucho tiempo.

Capítulo 6: Cómo hacer un seguimiento del progreso durante el ayuno

A medida que ayuna, debe llevar un registro de los cambios que le están ocurriendo y monitorear y anotar el progreso que está haciendo. Es posible que se pregunte cuál es la mejor manera de hacer un seguimiento del progreso durante el ayuno. Saltar sobre una báscula puede ser tentador, pero por sí solo puede ser insuficiente. Esto se debe a que su peso corporal puede variar de un día para otro hasta en 2 kg. Hay un par de otras cosas que podría hacer también. He aquí una mirada a algunos de ellos.

Rastrear el progreso durante el ayuno.

- **Tomar medidas de la cintura**

Si está tratando de perder peso, debe tomar las medidas alrededor de la cintura. Para cualquier persona que esté perdiendo peso por razones de salud, entonces perder la grasa alrededor de su cintura es importante. Tome estas medidas regularmente y observe con qué frecuencia cambian. Una reducción significa que a su salud le está yendo bien y que usted está perdiendo el tipo de grasa que es peligrosa para su cuerpo.

- **Pésese todos los días (o casi todos) y promedie las cifras**

La mayoría de las personas se pesan, en promedio, cada semana. Hacen esto en el baño usando la báscula de la casa. Sin embargo, si usted está ayunando, entonces debe comenzar a tomar medidas de peso casi todos los días. Esta es la mejor manera de monitorear el progreso incluso durante el ayuno.

Pesarse sólo una vez a la semana no revelará la verdadera historia de su progreso personal. Esto se debe a que la cantidad de agua que su cuerpo contiene varía. Cuando usted pierde glucógeno, pierde mucha más agua. Lo mismo sucede con los alimentos que usted consume regularmente. Este alimento, contenido en el cuerpo, hará que su peso corporal varíe significativamente, por lo que la medición del peso diario es una forma mucho mejor de hacer un seguimiento de su ayuno regular en comparación con el semanal.

- **Pésese mensualmente**

Alternativamente, puede optar por pesarse mensualmente en lugar de diariamente, semanalmente o casi diariamente. Esto se debe a que usted podría alcanzar sus metas de pérdida de peso en un mes. Si no, entonces es porque podría perder una cantidad significativa de peso en un mes.

Algunas cosas que usted necesita saber es que el peso fluctúa mucho, así que si nota cambios, no debe entrar en pánico. La fluctuación del peso es muy normal. Otra cosa que debe hacer es pesarse regularmente, preferiblemente a diario, y luego anotarlo en un gráfico. Usted notará una tendencia que es un buen indicador de su desempeño.

También debe tomar las medidas a la misma hora cada vez que lo haga. Por ejemplo, si se pesa por la mañana después de levantarse, entonces haga de esto un hábito y pésese sólo en ese momento. Este tipo de consistencia le revelará resultados más precisos en comparación a que se pese en diferentes horas del día cada vez que lo haga.

- **Revise sus niveles de grasa corporal**

Cuando las personas están tratando de perder peso, lo que realmente están tratando de hacer es perder grasa corporal. Por lo tanto, es importante que también se esfuerce por medir la cantidad de grasa corporal que está perdiendo incluso durante el ayuno.

Para verificar los niveles de grasa corporal, puede utilizar un analizador de grasa corporal, que generalmente se encuentra en las básculas o a veces, es un analizador que puede encontrar aparte.

Aunque pueden no ser muy precisos, los analizadores de grasa corporal le proporcionarán una indicación del progreso que está realizando.

Este analizador de grasa funciona detectando la velocidad a la que los pulsos eléctricos pasan a través de su cuerpo. Le mostrará si su grasa corporal está aumentando o disminuyendo.

Presión arterial

Usted debe tomarse la presión arterial con regularidad. Si usted tiene la presión arterial alta, entonces una ligera disminución en el peso corporal puede ayudar a reducir su presión arterial. Pero recuerde, medir la presión arterial en diferentes momentos del día puede dar lugar a diferentes lecturas. Todo depende de su estado de ánimo y de su actividad.

Niveles de glucosa en la sangre

Los niveles de glucosa en la sangre también son un buen indicador de su progreso a medida que ayuna. Uno de los indicadores más prominentes del riesgo de diabetes es el alto nivel de azúcar en la sangre. Si puedes mantener esta cifra baja, entonces lo estás haciendo muy bien. Hay un aparato que puede comprar en la farmacia para ayudarle a controlar sus niveles de azúcar en la sangre.

Capítulo 7: Efectos de la pérdida de peso

Una de las principales razones por las que la gente decide ayunar es para perder peso. Bajar de peso es genial, pero tiene muchos efectos en su cuerpo. La pérdida de peso también le ayuda en muchos aspectos. Significa más que tener una excusa para comprar ropa nueva. Hay algunos beneficios obvios y otros no tan obvios. Es importante saber más sobre los beneficios y efectos de la pérdida de peso con fines motivacionales y para el conocimiento general.

Beneficios obvios de la pérdida de peso

Cuando usted pierde peso, se siente muy bien y también se ve muy bien físicamente. Una buena forma y un cuerpo más esbelto, le permiten ser más flexible. Sus movimientos son más fáciles y el cumplimiento de las tareas se vuelve aún más fáciles.

Cuando te ves bien, también te sientes bien. Esto ayuda a aumentar su autoestima y confianza. Cuando su autoestima es alta, tendrá la confianza suficiente para aceptar desafíos, cumplir objetivos y tener éxito.

Su salud mejora cuando pierde peso. Por ejemplo, usted reduce el riesgo de contraer enfermedades como enfermedades cardíacas, diabetes e hipertensión. Su salud y bienestar general también mejorarán drásticamente.

Cuando pierda peso, dormirá mejor y experimentará un mejor estado de ánimo. Esto puede ocurrir dentro de las primeras dos semanas y es el resultado de dormir mejor y más tiempo por la noche. Aparentemente, cuando pierde peso, tiende a dormir mucho mejor.

Es probable que experimente una mayor concentración mental durante el ayuno. La razón es porque su cuerpo libera químicos en su cuerpo llamados catecolaminas. Estos productos químicos aumentarán la productividad y el estado de alerta.

Ahorrará dinero porque comprará menos alimentos y gastará menos en energía. Otros beneficios obvios incluyen la reducción de la inflamación, un menor riesgo de cáncer, el aumento del metabolismo a medida que ayuna y la quema de la grasa más difícil de reducir, especialmente la que se encuentra alrededor del estómago.

Efectos menos obvios de la pérdida de peso

Tus niveles de memoria mejorarán

Los estudios han demostrado que cuando se pierde peso, el cerebro funciona mejor porque el cuerpo elimina muchas toxinas que dificultan el funcionamiento del cerebro a niveles óptimos.

- ***Los niveles de energía aumentarán rápidamente***

Las personas que pierden peso a menudo notan una cantidad significativa de energía. Cuando lleva un peso extra, gasta más energía cargando este peso y menos energía para hacer otras cosas. Cuando el peso ya no esté sobre usted, entonces tendrá mucha más energía de sobra.

- ***Duerme mejor***

Es un hecho que cuando pierde peso, duerme mejor. Según estudios de investigación, si usted pierde el 5% de su peso corporal, dormirá mejor y por más tiempo. Cuando usted

pierde peso, también evita los ronquidos y las afecciones
como la apnea del sueño.

- *Es probable que tenga un mejor estado de ánimo*

Al ayunar y perder peso, usted perderá muchas de las toxinas
que obstruyeron su mente y su cuerpo. El cerebro también
liberará mucho más de las enzimas para sentirse bien, como
las endorfinas. Esto hará que sea más feliz y tendrá un mejor
estado de ánimo.

- *Menos dolor articular*

Cuando usted tiene exceso de peso corporal, es probable que
sus articulaciones sufran debido a ese peso adicional. Sin
embargo, al perderlo, usted sufrirá menos dolor en las
articulaciones. Incluso si usted sufre de una condición que
afecta sus articulaciones, le irá mejor si pierde peso.

- *Alivio de la tensión*

Bajar de peso es una gran manera de aliviar el estrés. Todos
estamos expuestos al estrés cada día. Es importante tomar
medidas para aliviar el estrés, y la pérdida de peso, es una
buena manera de lograrlo.

Perder peso tiene muchos beneficios, algunos obvios y otros
no tan obvios. El ayuno intermitente proporciona una
manera fácil de ayunar y perder peso de forma saludable y
sostenible.

- *El ayuno intermitente es mucho más fácil en comparación con la dieta*

Muchas dietas fallan y la razón es porque la mayoría de
nosotros no podemos seguir con una a largo plazo. Tendemos

a rendirnos porque el problema no es la nutrición sino el cambio de comportamiento.

Es mucho más fácil intentar el ayuno intermitente porque es un concepto mucho más simple de implementar en comparación con la dieta. También es más eficaz cuando se trata de perder peso.

Capítulo 8: Cómo protegerse de los posibles efectos negativos del ayuno

Ayunar nunca es una tarea fácil, especialmente para un principiante. Necesitas concentrarte, obtener la motivación adecuada y tener metas en mente. Si usted puede mantener su mente en las metas que se propone alcanzar y los beneficios de lo que se está embarcando, entonces usted tendrá un gran comienzo.

Usted necesita tomar cada hora y cada día a la vez. Por lo tanto, concéntrese en las pequeñas ganancias y celebre cada pequeño logro. Si se concentra solo en el ayuno, podría perder su motivación, especialmente si se fija metas muy altas. Habrá muchos pequeños éxitos, así que asegúrese de saborear todos y cada uno de ellos. Son los pasos pequeños y graduales los que eventualmente le permitirán alcanzar sus metas más grandes.

El ayuno intermitente y otras formas de ayuno tienen tantos beneficios que a veces es posible olvidarse de estar atento a cualquier efecto negativo. Como sucede con todas las cosas buenas, también hay algunos aspectos negativos. Aquí hay algunos pasos importantes que podría tomar en cuenta.

1. **No se dé el gusto al 100% debido a los bajos niveles iniciales de energía.**

   Al ayunar, especialmente al principio, es probable que sus niveles de energía sean bajos. Por lo tanto, no espere estar lleno de energía como normalmente lo estaría. En cambio, descanse más y evite la actividad extenuante al menos hasta que se sienta mejor. Esto es importante porque los bajos niveles de energía pueden hacer que se sienta débil y posiblemente con náuseas. Por lo tanto, tome precauciones, especialmente si tiene que trabajar o pasar tiempo realizando actividades físicas o mentales intensas.

2. **Cuide su estado de ánimo**

A medida que ayuna, es probable que sus estados de ánimo cambien y lo más probable es que esté malhumorado e irritado. Se enojará con la gente, se sentirá letárgico y tendrá una actitud generalmente negativa hacia todo y todos. A menos que esté en un ayuno seco, entonces puede tomar una taza de café que despejará su mente. Afortunadamente, con el tiempo, usted estará de muy buen humor porque al perder peso debido al ayuno, significa que dormirá mejor por la noche.

3. **Usted puede sufrir diarrea o estreñimiento**

A medida que ayune, puede sufrir de estreñimiento o diarrea. Estos son comunes durante el ayuno. Si el estreñimiento persiste, entonces beba más agua y tome un poco de sidra de manzana. Además, agregue más fibra a su dieta para prevenir los episodios de diarrea.

4. **Comer compulsivamente**

El atracón compulsivo es un problema real y muy común una vez que se rompe el ayuno. El atiborramiento se siente natural y las personas tienden a comer en exceso incluso después de ayunar diligentemente durante un período de tiempo significativo. Lo que necesita es comer con cuidado y autocontrol. Si usted es lo suficientemente disciplinado como para ayunar hasta el final, entonces debe ser capaz de evitar los atracones.

5. **Fatiga causada por el ayuno**

Muchas veces, cuando ayunamos, también vamos a trabajar y a hacer otras actividades regulares. Pero si usted está haciendo ejercicio durante largas horas, trabajando demasiado duro en su trabajo o resolviendo situaciones negativas, entonces todo esto agotará la poca energía que tiene. Usted debe reducir su ritmo, relajarse y tomar las cosas con calma. De lo contrario, se quemará rápidamente, así que aprenda a tomarse la vida con calma mientras ayuna.

El ayuno intermitente puede no ser tan fácil al principio. Incluso las personas experimentadas que han estado ayunando durante años, todavía se enfrentan a algunos de estos desafíos. El ayuno tiene muchos beneficios para el cuerpo, la mente y el bienestar general. Es mejor enfocarse en los aspectos positivos y usarlos para motivarse aún cuando enfrente los efectos secundarios negativos.

Conclusión

Gracias por haber llegado hasta el final de este libro, esperamos que haya sido informativo y que haya sido capaz de proporcionarle todas las herramientas que necesita para lograr las metas que se propone. El ayuno es muy importante para su salud y bienestar general. Le ayudará a superar muchos de los retos que encontramos en nuestra vida diaria. Pero no debe ayunar a ciegas. Encuentre un buen plan de ayuno que funcione para usted y luego trabaje alrededor de él hasta que esté completamente contento. Recuerde que el ayuno nunca es fácil y que se enfrentará a muchos desafíos. Van desde retortijones de hambre, irritabilidad, tentaciones, falta de energía, etc. Sin embargo, incluso en estos momentos, usted debe aguantar y soportar. Nada bueno es fácil y para disfrutar de los beneficios, tienes que poner parte de algún esfuerzo.

Primero, realice un buen plan, comience lentamente y celebre todos y cada uno de los pequeños logros. Siempre recuerde que otros han pasado por ayunos más rigurosos, así que usted también puede hacerlo. Crea en sí mismo y eventualmente tendrá éxito.